MÉMOIRE

SUR LA VACCINE

ET

LA PETITE-VÉROLE.

par

Rey

MÉMOIRE

SUR LA VACCINE

ET LA PETITE-VÉROLE,

Par le Docteur REY,

Adressé à l'Académie de Médecine de France,
d'après l'appel fait à tous les Médecins, etc.

> A peine les accès d'une fièvre légère
> Accompagnent les pas de ce mal volontaire,
> Et l'ennemi secret par lui seul combattu,
> Chassé de veine en veine, expire sans vertu.
>
> CASIMIR DELAVIGNE.
> *Disc. sur la Vaccine.*

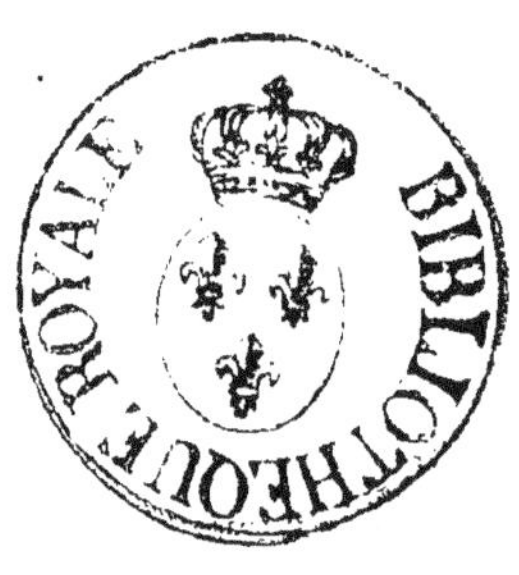

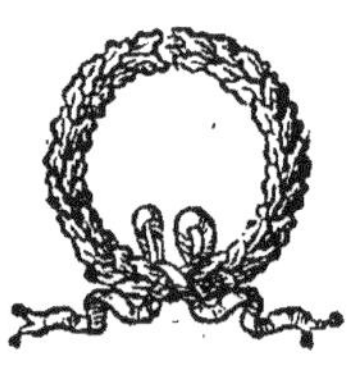

ROUEN,

IMPRIMERIE D'ÉMILE PERIAUX FILS AÎNÉ, RUE PERCIÈRE, N° 26.

1825.

MÉMOIRE

SUR LA

VACCINE ET LA PETITE-VÉROLE.

MESSIEURS,

PLEINEMENT convaincu depuis plusieurs années de l'efficacité de la vaccine, comme *préservatif certain contre la petite-vérole*; satisfait du peu de bien que j'avais opéré, par cette précieuse méthode, je n'opposais, aux faibles arguments de ses antagonistes, d'autres armes qu'un redoublement de zèle pour sa propagation locale, tant théorique que pratique, espérant que le temps, ce souverain maître, ne tarderait pas à sanctionner les arrêts d'une doctrine qui est celle de la presqu'universalité des Médecins, tant nationaux qu'étrangers, et qu'à force de soins et de persévérance, nous serions enfin délivrés d'une maladie terrible, ainsi que de tous les zoïles modernes qui, *par le temps qui court*, semblent renaître comme les têtes de l'hydre, et sont une race pire que le fléau que nous voulons anéantir !

Mais lorsque, cessant *de porter respect à la chose jugée*, on remet tout en question, et qu'à cette manie vient se joindre encore l'irrésolution de quelques gens de l'art qui, au lieu de protéger la vaccine, suscitent de nouvelles discussions à son égard, et élèvent des doutes sur sa propriété préservative !..... GARDER LE SILENCE en pareil cas, et ne point prendre la défense d'une découverte sublime que l'on devrait, à juste titre, considérer comme un présent émané du Ciel, serait SE RENDRE COUPABLE envers l'humanité que tout Médecin a juré de secourir ! Je m'empresse donc de répondre à l'appel qui nous est fait, en vous soumettant mes réflexions : résultat d'une série d'observations faites pendant 20 ans sur 1600 vaccinés.

Il me semble, Messieurs, qu'avant de raisonner sur un objet qui intéresse autant la santé publique, il est indispensable de connaître quels sont les points controversés. Si j'ai bien compris le langage des divers journaux qui ont écrit sur cette matière, il s'agirait : 1º *de constater que la vaccine a conservé toute sa vertu préservative, ou de prouver qu'elle en a perdu une partie;* 2º de savoir *si l'on peut avoir deux fois la petite-vérole ;* 3º enfin de déterminer, dans la dernière hypothèse, *jusqu'à quel point la vaccine peut atténuer les effets d'une seconde atteinte de variole, et en diminuer la malignité.*

Avant tout : *la variole volante , ou variolette ,
est-elle à la petite-vérole ce que la fausse vaccine
est à la vraie ?* Je crois que l'analogie est complète ;
dès-lors, si vous partagez mon sentiment , je prévois
que vous serez d'accord avec moi sur tous les autres
points.

§. Ier.

La Vaccine a-t-elle conservé toute sa vertu préservative ?

Pour mettre plus de précision et apporter plus de
lumières dans nos recherches , je subdivise cette
question , et je demande : 1° le virus vaccin a-t-il
perdu de son intensité dans ses effets extérieurs ou
symptômes apparents ? 2° la vaccine produit-elle ,
en 1825 , les mêmes effets intérieurs ou *destructeurs* de l'aptitude à recevoir la contagion variolique, qu'en 1800 ?

Avant de me livrer à l'examen de ces deux parties
de la proposition principale , qu'il me soit permis
d'établir un terme de comparaison entre le virus
syphilitique et le virus *vaccin :* de cette manière pro-
cédant d'un objet connu à un inconnu, nous parvien-
drons facilement à la connaissance de ce dernier ,
et si le parallèle que je cherche à prouver est parfait,
la question sera bientôt décidée.

S'il est constant que : 1° les effets extérieurs ou
symptômes apparents de la syphilis , diffèrent tellement au 19ᵉ siècle de ce qu'ils étaient lorsqu'ils

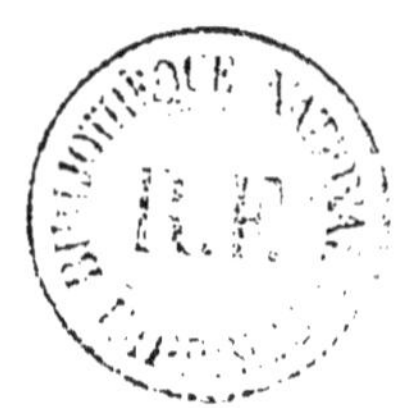

se manifestèrent pour la première fois, en Europe, vers la fin du 15ᵉ , qu'à peine croirait-on que c'est la même maladie ; 2° et si les effets internes , ou *le travail morbifique*, sont également moins intenses, de nos jours, qu'à cette époque, au point que cette maladie *si hideuse*, *si cruelle et souvent mortelle*, dès son apparition dans nos climats, est aujourd'hui *infiniment plus douce et rarement funeste ;* ne doit-on pas en conclure que le virus syphilitique , *en se transmettant d'individu à individu,* *s'est, pour ainsi dire, épuisé et a beaucoup perdu de ses qualités nuisibles et délétères ?* Cela devait être ainsi : car il n'était pas possible que ses *effets extérieurs* subissant une modification avantageuse, les *effets internes* restassent les mêmes.

Maintenant, si nous parvenons à démontrer que : 1° les *effets extérieurs* du virus vaccin sont, en 1825, exactement les mêmes qu'en 1800 , il est hors de doute qu'ils n'ont point perdu de leur intensité.

Eh bien ! le temps de l'incubation après la piqûre, l'éruption ; la légère élévation du pouls; quelquefois l'engorgement des glandes axilaires , le dessin colorié de chacune des périodes depuis l'éruption jusqu'à la chute des croutes; la trace indélébile qu'on remarque sur la peau ; l'ensemble de ce tableau; enfin tous ces effets sont en tout parfaitement semblables, vers la fin de 1825 , à ce qu'ils étaient au commencement de 1800. Donc , *le virus vaccin n'a rien perdu de son intensité dans ses effets extérieurs;* 2° la vaccine produit-elle actuellement les mêmes *effets inter-nes* qu'à l'époque où elle fut introduite en France, il y a 26 ans ? C'est ce que nous allons examiner.

Sur 1600 personnes que j'ai vaccinées, aucune de celles chez qui s'était développé seulement *une pustule vaccinale réunissant tous les caractères qui la constituent ce qu'elle est, n'a jamais été atteinte d'une véritable variole*, quoique plusieurs aient été exposées à la contagion variolique la plus active et la plus meurtrière.

Les histoires de plusieurs millions d'opérations de vaccine que le Comité de Paris a recueillies (*), et dont un grand nombre a été pratiqué sous ses yeux, l'ont convaincu que, *partout les vaccinés ont été à l'abri d'une seconde atteinte*. De plus, il n'est pas une Société médicale qui ne conserve, dans ses archives, des preuves authentiques de la vérité de cette assertion ; enfin il est de notoriété publique qu'à diverses époques, et dans toutes les contrées où l'on connaît la vaccine, malgré toutes les épreuves et contr'épreuves imaginables, *on n'est jamais parvenu à faire naître une deuxième atteinte de petite-vérole ou de vaccine*, cas que l'on assure cependant *être survenu spontanément*, mais dont personne ne présente *l'observation exacte et detaillée*

Si tous les Comités de vaccine, de même que les facultés de médecine des deux Mondes, ont reconnu *les propriétés préservatives du vaccin*, dès les premières transmissions de la vache à l'homme ; et si jusqu'à ce jour aucun doute ne s'était élevé contre ce virus comme *préservatif certain de la petite-vérole*, il est positif que : *l'effet interne de la vaccine , ou son action destructive de l'aptitude à contracter la variole , a conservé toute sa vertu !*

Voilà des faits qu'on ne peut révoquer en doute, et qui prouvent jusqu'à l'évidence ce qu'on ne saurait trop répéter , que..... *la vaccine produit , en* 1825, *les mêmes effets internes ou destructeurs de l'aptitude à recevoir la contagion variolique qu'en* 1800 *!*

Et faisant ici l'application (en sens inverse) de ce que nous avons dit du virus *syphilitique*, nous devons en tirer la conséquence que les *effets extérieurs* n'ayant changé en rien, les *effets internes* doivent être toujours les mêmes, c'est-à-dire que : *le préservatif conserve toute son intégrité.*

Je suis persuadé , Messieurs, que vous pensez qu'une méthode, dont l'infaillibilité et les bienfaits sont attestés par l'expérience d'un quart de siècle, possède tous les éléments d'une vérité mathématique, et que le problême est résolu en sa faveur !

§. II.

Peut-on avoir deux fois la Petite-Vérole ?

Si l'on admet que : *la variole volante* est à la petite-vérole ce que *la fausse vaccine* est à la vraie, et si l'on se rappelle tout ce que je viens d'énumérer dans la section précédente, on sait déjà que je ne partage pas l'opinion *de la possibilité d'une deuxième atteinte de variole* ; et jusqu'à ce qu'on cite un cas authentique, *bien circonstancié, de première et de seconde atteinte*, soit de variole, soit de vaccine, *toutes les deux bien caractérisées*, je refuserai d'y croire, parce que je suis certain que ce sont les cas de *pseudo-variole* qui en ont imposé pour la *vraie petite-vérole*, comme la *fausse vaccine* en impose pour *la vraie*.

Voici sur quoi je me fonde : toutes les fois qu'on m'a dénoncé un cas de deuxième atteinte de variole, je ne me suis pas contenté *de l'entendre* ; j'ai voulu *le voir et le toucher* ; et constamment j'ai reconnu son inexactitude ; quelquefois l'enfant *varioleux* avait été vacciné, mais sans que l'opération eût été suivie de la vaccine, ou bien une *fausse vaccine* avait fait croire à l'existence de celle-là ; d'autres fois s'il était constant *qu'il avait eu la véritable vaccine* : ce qui en avait imposé pour la petite-vérole n'était qu'une *fausse variole*. Il est une troisième circonstance qui a pu donner lieu à décréditer la vaccine ; c'est *l'existence simultanée des deux maladies sur le même sujet* ; ce cas, hors de la question qui nous occupe, nous servira bientôt pour faire ressortir tous les avantages de la vaccine. Ne pouvait-on me faire *voir et toucher* le fait que l'on citait ? Il s'était passé dans une autre ville. Par exemple, si nous étions à Grenoble, le conteur désignait Lyon, et à Elbeuf, il le plaçait à Rouen ; mais lorsque les Vaccinateurs se faisaient part de ces bruits, la vérité ne tardait pas à briller dans tout son éclat. Enfin, s'agissait-il d'une personne qui *avait eu deux fois la petite-vérole* ? en scrutant la chose, on ne tardait pas à se convaincre que l'une des deux n'était qu'une *variole volante* ; c'est ainsi que feu le Docteur Delorme (A) fut induit en erreur par le peu d'attention qu'il apporta, d'abord, à observer *l'éruption* qu'avait produite, sur deux de ses enfants, l'inoculation de la petite-vérole ; quelque temps après *ils furent atteints de la variole* ; alors comparant ce qui se passait avec ce qui avait eu lieu la première fois, il fut persuadé qu'il s'était trompé, et que ses enfants *n'avaient eu la petite-vérole* qu'en second lieu. Peu d'hommes ont le courage de mettre en pratique ce précepte de Louis XIV : « *Quand on s'est* » *mépris, il faut revenir de son erreur, et que* » *nulle considération n'en empêche, pas même la* » *bonté !* »

§. III.

Jusqu'à quel point la Vaccine peut-elle atténuer les effets d'une deuxième atteinte de petite-vérole ?

En admettant que le vaccin ne *préserve* que de la *première* atteinte de variole, ce serait un avantage immense, et tellement inappréciable, que lui seul devrait nous faire adopter avec transport la nouvelle inoculation, puisque de l'aveu même de ses détracteurs, *la seconde atteinte est extrêmement rare*, et qu'au contraire *la petite-vérole n'épargne presque jamais personne* (B).

N'ayant pas admis une deuxième atteinte de variole, cette question paraît oiseuse ; mais en l'appliquant à la *simultanéité* de la vaccine et de la petite-vérole, sur le même sujet, non-seulement elle cesse de l'être, mais elle devient très-intéressante, et rend la discussion bien plus lumineuse.

C'est toujours lorsque la variole exerce ses ravages avec plus de fureur, que nous entendons *proclamer des faits* qui, s'ils étaient vrais, devraient diminuer la confiance que l'on doit avoir dans la vaccine ; la raison en est simple : quand les pères de famille voient *tomber*, sous les coups du terrible fléau, un ou plusieurs de leurs enfants, tandis que ceux qui ont été vaccinés, autour d'eux, *restent debout et bravent la tempête*, se reprochant alors, mais trop tard, leur coupable indifférence, ils s'empressent de recourir à la méthode salutaire pour ceux de leurs enfants chez lesquels ne s'est point encore déclaré d'une manière apparente la funeste maladie. C'est dans cette circonstance que l'on voit, assez souvent, *la vaccine et la variole paraître simultanément sur le même individu*, et l'on doit s'y attendre. En effet, n'est-il pas à présumer qu'un enfant vivant au milieu de la contagion, couchant quelquefois avec *un frère varioleux*, et qui succombe, a déjà, en lui, le germe de la petite-vérole au moment où on le soumet à la vaccination? Mais peut-il en être rien conclu de défavorable à celle-ci ? Non, certes! car la vaccine n'a jamais été considérée que comme *préservatif*, et non comme *curatif* ! Or, peut-on *être préservé* d'un mal *qu'on a déjà ?*.....

Pendant les épidémies de variole, en 1811, 1815 et 1825, j'ai très-souvent observé le cas de *simultanéité*; mais alors la vaccine semble par sa présence, sur le même terrein, combattre avec avantage, et modèrer les fureurs de son ennemie ? Je puis donc conclure que : *la vaccine a la vertu d'atténuer les effets de la petite-vérole, et d'en diminuer la malignité, lorsqu'elles occupent toutes deux simultanément la même personne.*

Je crois avoir démontré : 1° que la vaccine *a conservé toute sa vertu préservative ;* 2° qu'il n'est pas établi, jusqu'à ce jour, par une observation précise, que le même sujet *ait eu deux fois une véritable vaccine ou petite-vérole;* 3° enfin, que dans les cas de *simultanéité* des deux maladies, la vaccine *atténue les effets pernicieux de la variole.*

CONCLUSION.

Vous n'aviez pas besoin, MESSIEURS, pour asseoir votre jugement, d'entendre ce que m'a dicté la crainte de voir tomber en discrédit, et peut-être abandonner une méthode qui, vous en avez la certitude, rend l'espèce humaine plus belle, et, ce qui importe le plus à la patrie, lui conserve, chaque année, des milliers de citoyens !!! (C)

Laissez, laissez se tourmenter dans les ténèbres le petit nombre des ennemis de la vaccine, et choisir pour son auxiliaire la petite-vérole ; les épidémies de celle-ci amènent, chaque jour, dans nos rangs, des défenseurs à la *précieuse découverte de l'immortel Jenner* ; et la France possède, sans doute encore, dans son sein, plus *d'un la Rochefoucault-Liancourt,* pour consoler l'humanité !

N'hésitez donc plus, auguste Aréopage !..., et par une déclaration unanime et solennelle, *proclamez à la face de l'univers les bienfaits et l'infaillibilité de la vaccine.....* Vous réduirez au silence ses détracteurs !..... vous aurez bien mérité de vos contemporains !..... et nos arrière-neveux béniront votre mémoire !!!.....

J'ai l'honneur, etc.

REY, Docteur-Médecin.

Elbeuf, 18 *Octobre,* 1825.

NOTES.

(A) *Feu le docteur Delorme*, auteur de la Topographie médicale de l'arrondissement de Trévoux, a exercé la médecine à Châtillon-sur-Chalaronne pendant plus de quarante ans ; il fut pendant tout ce temps (et sans honoraires), le médecin de l'hôpital de cette ville. Ce praticien consommé, d'abord partisan de l'inoculation variolique, n'avait adopté celle de la vaccine qu'après un mur examen ; son opinion sur cette matière doit être d'un grand poids auprès des personnes qui l'ont connu.

(B) *Presque jamais personne*. Les sciences viennent de faire une grande perte dans la personne de M. le comte de Lacépède, pair de France, etc., etc., mort de la petite-vérole à l'âge de soixante-neuf ans ! Cet exemple, qui est loin d'être l'unique, prouve que la variole n'épargne presque personne, et que, comme l'a dit La Condamine : *Il n'y a d'exempts que ceux qui ne vivent pas assez de temps pour l'attendre !*

(C) *Des milliers de citoyens*. Une épidémie variolique s'est déclarée à Elbeuf, vers le milieu de juin ; le nombre des victimes qu'elle a immolées est très - grand !. Ses ravages eussent été plus funestes encore, si les Médecins ne lui avaient opposé une barrière par de nombreuses vaccinations. M. Petou, maire de cette ville, plein de zèle pour tout ce qui peut contribuer au bonheur de ses administrés, a encouragé leurs efforts en prenant un arrêté relatif à la vaccine, qui prouve toute sa sollicitude paternelle. Que tous les Maires ne l'imitent-ils ? Dans peu d'années, la France ne verrait plus ses habitants décimés par un fléau presque aussi terrible que la peste ! *Il en est mort 50 à Elbeuf, dans l'espace de 4 mois.*

(*) Au mémoire adressé à l'académie se trouve joint, par extrait, un tableau de vaccinations contenant plusieurs cas de fausse vaccine, de simultanéité, de fausse variole, et d'une vaccination qui n'a réussi qu'à la septième introduction. Ces diverses circonstances viennent toutes à l'appui de mon opinion, et ne font que la corroborer.